CORONA
Was kann ich tun, um mich für den kommenden
Herbst/Winter zu wappnen?
Stand: 6. November 2020
Tayala Léha

CORONA

Was kann ich tun, um mich für den kommenden Herbst/Winter zu wappnen?

Stand: 6. November 2020

Tayala Léha

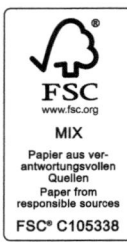

Hinweis:

*Dieses Buch wird für bessere Lesbarkeit
in einer größeren Schrift gedruckt.*

Bibliografische Information der Deutschen
Nationalbibliothek: Die Deutsche Nationalbibliothek
verzeichnet diese Publikation in der Deutschen
Nationalbibliografie; detaillierte bibliografische Daten
sind im Internet über www.dnb.de abrufbar.

Herstellung und Verlag:
BoD - Books on Demand, Norderstedt

ISBN 978-3-7526-4371-8

INHALTSVERZEICHNIS

Vorwort

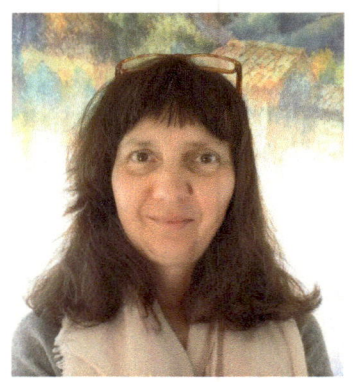

Vorwort

Ich bin Tayala Léha - Heilerin und Buchautorin, medial begabt von Geburt an. Im Frühling schrieb ich bereits ein Büchlein mit Tipps, wie man möglichst „heil" durch die Zeit kommen kann...

„Corona" ist immer noch unser Wegbegleiter auf vielen Ebenen unseres Seins, und wir müssen uns damit auseinandersetzen... - auf die ein oder andere Weise.

Ich bin Heilerin, und mit meinen medialen Fähigkeiten fragte ich wiederholt bei der „GEISTIGEN WELT" nach, wie wir uns wappnen können, denn ich bemerkte eine Veränderung, was das Virus angeht. Es ist nicht mehr gültig, was ich im Frühjahr sah...

Wie ist das möglich?

Viren verändern sich. Warum nicht auch „Corona"? Wenn Viren „ihre Kleidung wechseln", dann werden sie nicht so schnell erkannt von unserem Immunsystem. Da muss man schon „genauer" hinsehen... und sich darauf einstellen. Damit das reibungslos geschehen kann - dafür sind meine Tipps. Ob es funktioniert: keine Ahnung. Aber ich bin sicher, dass all die wertvollen Mittel eine Sache ganz sicher können: unser Immunsystem STÄRKEN. Und darauf kommt es letzten Endes an: egal, ob wir an einer Grippe erkranken oder... an „Corona". Ärzte tun, was sie können, um zu helfen. Wir tun, was wir können, um uns zu wappnen, denn: Schutz ist besser als heilen müssen...

Ihre Tayala Léha.

„Eure Nahrungsmittel sollten Heilmittel -

und eure Heilmittel sollten Nahrungsmittel sein."

Hippokrates - griechischer Arzt

EIN WICHTIGES VITAMIN

Vitamin D ist bekannt als „Sonnenvitamin". Doch heutzutage ist es oft so, dass wir – unabhängig von unserer Aufenthaltszeit im Freien – NICHT ausreichend mit Vitamin D versorgt sind. Vitamin D ist aber **LEBENSWICHTIG**! Der Mangel an Vitamin D kann schwere Symptome hervorrufen – von Rachitis (Knochenerweichung) bis hin zu Autoimmunerkrankungen. Mit der Einnahme von Vitamin D kann man sowohl vorbeugend als auch therapeutisch ein breites Spektrum abdecken...

Auskunft über den „aktuellen Stand" des Vitamin D gibt ein Test, den man beim Arzt in Auftrag geben kann. Danach weiß man, „wo man steht" und wieviel man zuführen müsste... Viele Ärzte orientieren sich an der Empfehlung der „Deutschen Gesellschaft für Ernährung". Diese rät: pro Erwachsenem kann man ca. 800 I.E. Vitamin D3 (ca. 20 µg pro Tag) zu sich nehmen. Alternativmediziner wissen: das reicht oft nicht aus! Belesen Sie sich!

Vitamin „D3 + K2 MK7 All-Trans" – darauf sollten Sie beim Kauf achten, damit das Vitamin D optimal vom Körper aufgenommen werden kann!

„Ein Sonnenstrahl reicht hin,

um viel Dunkel zu erhellen."

Franz von Assisi

DIE BIENEN HELFEN...

Propolis, das Kittharz der Bienen, schützt nicht nur den Bienenstock vor Viren, Pilzen und Bakterien, es kann auch uns davor schützen!!
Im Tierversuch (so bedauerlich ich Tierversuche persönlich finde) wurden dem Propolis **antivirale Eigenschaften nachgewiesen.** Propolis ist ein Naturprodukt, das man für sich nutzen kann, wenn man keine Allergien auf Bienenprodukte hat. In diesem Fall sollte man von einer Nutzung absehen.
Gereinigtes Propolis wird in unterschiedlicher Weise auf dem Markt angeboten: als Kapseln, Tabletten, Tropfen, Tinktur, Seife, Zahncreme, usw.
Propolis-Lösungen - haltbar gemacht mit Alkohol - sind für unsere Belange vermutlich am besten geeignet und vielseitig verwendbar. Bitte beachten Sie die Dosierungsempfehlung!
Propolis gilt in Deutschland übrigens nicht als Arzneimittel, sondern als Nahrungsergänzungsmittel; es dient - trotz nachgewiesener antiviraler Wirkung - offiziell ausschließlich der Steigerung des Wohlbefindens...

„Die Gesundheit ist nicht alles,

aber ohne Gesundheit ist alles nichts."

Arthur Schopenhauer

„Da es sehr förderlich für die Gesundheit ist,

habe ich beschlossen, glücklich zu sein."

Voltaire

VITALPILZ GEGEN VIREN

Reishi - das klingt, als würde man niesen...
Spaß beiseite: der REISHI wird als Vitalpilz bezeichnet, weil er unter seinesgleichen derjenige ist, der am meisten Stärkung bringt für unseren Organismus. Die Abwehr wird gestärkt und die Zellen werden geschützt durch Polysaccharide und Antioxidantien.
Der Reishi-Pilz ist eines der ältesten Heilmittel überhaupt. Seit ca. 4000 Jahren wird er genutzt, um den Menschen wieder gesünder zu machen. Der Reishi kann nicht als Speisepilz verzehrt werden; er ist - im Gegensatz zu anderen Vitalpilzen - ausschließlich der Anwendung zu Heilzwecken vorbehalten. Vitalpilze regulieren auf eine ganzheitliche Weise das körpereigene Immunsystem. **Speziell der Reishi soll in der Lage sein, Viren gezielt entgegenzuwirken** und die Lungenfunktion zu stärken. Bei grippalen Infekten zeigt er durchschlagende Wirkung. In China wird er bei Tumorpatienten, die eine Chemo-therapie erhalten, gezielt zur Stärkung des Immunsystems angewandt!
Hinweis: beim Kauf bitte auf BIO-Qualität und auf die Dosierungsempfehlung achten!

4 TIPPS 4 YOU

HANFÖL...

...gilt als eins der wichtigsten und wertvollsten Speiseöle überhaupt. Hanföl enthält viele wichtige, ungesättigte Fettsäuren: ein **sehr günstiges Verhältnis der Omega-6-Fettsäure (Linolsäure) und Omega-3-Fettsäure (Alpha-Linolensäure) von 3:1.** Auch das zellschützende Vitamin E findet man in diesem Speiseöl. Diese spezielle Zusammensetzung kann uns sehr behilflich sein - jetzt, in dieser ganz besonderen Zeit.

Ratsam wäre es, das Öl ausschließlich kalt in Salaten oder als nachträgliche Zutat in Speisen zu benutzen, damit die wertvollen Inhaltsstoffe nicht verloren gehen.

LEINSAMEN...

...haben einen hohen Gehalt an Omega-3-Fettsäuren und wirken ANTIOXIDATIV. Jeden Tag zweimal einen Teelöffel Leinsamen hilft nicht nur bei Verstopfung, sondern ebenso gegen Viren und Bakterien. Diese überaus **wertvollen Omega-3-Fettsäuren** sind es, denen diese Wirkung nachgesagt wird!

Fangen Sie langsam an mit EINEM Teelöffel pro Tag, und achten Sie (wichtig!) auf anschließende, ausreichende Flüssigkeitszufuhr, nachdem Sie die Leinsamen lange und gründlich gekaut und eingespeichelt haben, bis sie ihre leicht schleimige Konsistenz im Mund entfaltet haben... Unangenehme Begleiterscheinungen wie Blähungen, Krämpfe und Durchfall bleiben Ihnen so erspart. Sie essen Leinsamen und leiden plötzlich an Verstopfung? Dann müssen Sie deutlich mehr trinken! Leinsamen quillt im Darm auf, und dazu braucht er Flüssigkeit. Trinken UND Leinsamen-essen müssen Hand in Hand gehen!

EFFEKTIVE MIKROORGANISMEN...

...sind „das Salz in der Suppe" für einen GESUNDEN DARM. Fehlernährung ist heute an der Tagesordnung, aber: die Gesundheit eines Menschen sitzt in seinem Darm. Man könnte auch Paracelsus zitieren („Der Mensch ist, was er isst.") oder den österreichischen Arzt Dr. F.X. Mayr („Der Tod sitzt im Darm"). Deshalb ist es notwendig, in Zeiten von Virusbelastungen vor allem den Darm zu stärken, zu entlasten und sanft zu umhegen...

Um ein **POSITIVES, stärkendes Milieu im Darm** zu schaffen, das unserem Immunsystem zuträglich ist, wäre es von Vorteil, „gesunde Bakterien" zuzuführen. Effektive Mikroorganismen sind in der Lage, das „Milieu" in Mensch, Tier oder Pflanze zu verbessern, und zwar sehr EFFEKTIV. Vielleicht kommt daher auch ihre Bezeichnung...

Menschen können EFFEKTIVE MIKRO-ORGANISMEN zu sich nehmen, Tiere ebenfalls. Man kann Pflanzen damit gießen, Teiche regenerieren, ganze Landstriche regelrecht erneuern... Finden Sie das für Sie passende Produkt, und geben Sie acht, dass es nicht allzu teuer ist. Effektive Mikroorganismen kosten kein Vermögen!

Entscheiden Sie nach Bauchgefühl, was FÜR SIE von Bedeutung sein kann, oder testen Sie kinesiologisch mit dem Muskeltest, was Sie wirklich brauchen...

Sie wissen es!

BIOFLAVONOIDE...

...sind nicht nur im Anti-Aging-Bereich in aller Munde - und das im wahrsten Sinne des Wortes. Diese sogenannten „sekundären Pflanzenstoffe", die vorwiegend in Obst, aber auch in Grüntee enthalten sind, gelten als stark antioxidativ und sollen u.a. eine **antivirale Wirkung** haben...

Ein altes Hausrezept meiner Großmutter: täglich eine Orange auspressen, Vitamin-C-Pulver hineingeben, das Ganze umrühren und trinken. So wird das Vitamin C mit den Bioflavonoiden der Orange vermischt und damit um ein Vielfaches besser aufgenommen und verwertet.

Es gibt auch Kapseln, in denen Bioflavonoide als Nahrungsergänzungsmittel zur Verfügung stehen, aber wenn man gern Obst ist und es verträgt, ist die „Hausmittel-Variante" sicher die bessere...

Übrigens sind diese Bioflavonoide auch Bestandteil von Rotwein, was aber ganz sicher nicht heißen soll, dass man sich jetzt „besaufen" darf. Augenmaß in allen Dingen - das ist wohl die Lösung...

GROSSMUTTERS HAUSREZEPT

Ein Rezept unserer Großmütter: „Hühnersuppe" bei Erkältung und Grippe! Frisch gekocht – unbedingt MIT KNOCHEN, kann eine **Hühnersuppe** nicht nur nachweislich **Infekte der oberen Atemwege positiv beeinflussen, sondern auch entzündungshemmende Eigenschaften entfalten.** „Hühner-(Knochen)brühe" ist ein Superfood! Nehmen Sie Hühnerschenkel und lassen Sie sie so lange köcheln, bis sich das Fleisch leicht von den Knochen löst (ca. 1 h). Achten Sie darauf, dass genügend Wasser im Topf bleibt... Wenn Sie die Knochen ausgelöst haben, gießen Sie die Brühe durch ein Sieb (um mögliche Knochensplitter zu entfernen), geben an die Brühe kleingeschnittene Möhrenscheiben und kochen das Ganze noch einmal ca. 15 Minuten. Danach das kleingeschnittene Fleisch wieder dazugeben und alles – mit Salz gewürzt – in mehreren Portionen genießen. Natürlich können Sie auch andere Bestandteile hinzufügen, doch Möhren sollten unbedingt darinnen sein! Hühner-(Knochen)brühe ist nicht nur lecker, sie ist GESUND!

„Es ist der Geist, der sich den Körper baut."

Friedrich Schiller

„Lachen ist eine körperliche Übung,

von großem Wert für die Gesundheit."

Aristoteles

SCHUTZAMULETT

„Es ist Zeit für Amulette...!" – so hörte ich die Worte, als ich das „Auge des Horus" im Gebet sah.

Das **„Horusauge"** ist ein Sinnbild aus dem alten Ägypten und gilt als eines der **mächtigsten Schutzamulette**. Die Wirkung von Amuletten – ob man dem nun Glauben schenkt oder nicht – ist unbestritten. Wir „westlichen Menschen" halten so etwas oft für Hokuspokus. Doch die „alte Welt" unserer Vorfahren wusste und glaubte, dass Schutzrituale und Schutzamulette ihre Wirkung durchaus entfalten.

Es empfiehlt sich in dieser bewegten Zeit das Tragen des Amulettes **„HORUSAUGE"**. Ihm wird nachgesagt, dass es Licht bringt in die Dunkelheit der Unterwelt.

Wählt es als **SILBERNEN ANHÄNGER**...

Ein ungewöhnlicher Tipp aus der „geistigen Welt": HORUS, eine Hieroglyphe mit magischer Bedeutung, kann uns vielleicht auch jetzt „zu Zeiten von Corona" machtvoll beschützen...

„GEHEIMTIPP" HERBST/WINTER 2020/2021

Der „Geheimtipp" für den Herbst und Winter 2020 / 2021 lautet:

COLOSTRUM!

Was ist „Colostrum"? Der ein oder andere mag es schon gehört haben... Es wird bezeichnet als „das Gemelk der ersten fünf Tage nach der Geburt". Was also aus den Zitzen der Säugetiere fließt, ist in den ersten Tagen keine „Milch", sondern ein sehr viel wertvolleres Nahrungsmittel, das dem Neugeborenen DAS geben soll, was es für seine Immunabwehr auf Erden brauchen wird.

COLOSTRUM ist wertvoll, weil nährstoffreich. Es ist das Beste, was Neugeborene mit auf den Weg bekommen können. DAS kann auch uns stärken in Zeiten, wo unser Immunsystem Unterstützung gebrauchen kann...

Immunglobuline (Antikörper: IgA, IgG, IgM), Lymphozyten und vieles andere mehr machen Colostrum zu einem Mittel, das **als Stärkungsmittel kaum zu überbieten ist.**

Australische Sportler nutzen Colostrum zur Leistungssteigerung, da „Muttermilch" nicht auf dem Doping-Index steht... Lustig? Eher schlau!

Beginnen wir, uns DEM zuzuwenden, was Hilfe verspricht. Ob Kuh-/ Ziegen- oder Schafscolostrum - alle helfen dem Immunsystem auf die Sprünge.
Explizit für diesen Herbst wurde mir **SCHAFSCOLOSTRUM** aus der „GEISTIGEN WELT" übermittelt. Es hat eine leicht andere Zusammensetzung als die anderen beiden, doch warum genau dieses nun „geeigneter" sein soll, entzieht sich meinem Wissen. Ich vertraue den Durchsagen, da ich mich mein Leben lang darauf verlassen konnte und immer noch kann.

Nutzen wir die uns gegebenen Mittel, damit wir weg kommen von der Angst, die uns nicht weiterhilft. Sie lähmt uns, macht uns traurig oder aggressiv. Angst macht, dass Menschen Dinge tun, die nichts mehr mit dem normalen Menschenverstand zu tun haben. Angst mag berechtigt sein zu gewissen Zeiten; sie allerdings übermächtig werden zu lassen, sein Handeln davon bestimmen zu lassen, das halte ich persönlich für mehr als gefährlich. Besinnen wir uns auf das, was uns zur Verfügung steht. Ich lasse Sie teilhaben an den „Durchsagen aus der geistigen Welt". Mehr kann ich nicht tun – weder für mich selbst (ich befolge natürlich die aufgezählten Ratschläge) noch für Sie. Sie sind in der Pflicht, FÜR SICH zu entscheiden, was Ihnen gut tut.

Schafscolostrum ist ein wertvolles Mittel in einer schweren Zeit, wo viele Menschen Angst haben, sich anzustecken mit Corona... Ziehen Sie Ihre Bilanz: wollen Sie in Angst verharren oder etwas tun?

Ich schätze, die Gaben in diesem Büchlein sind reicher als wir alle ahnen...

Selbst der „Geheimtipp" mit dem „Kurkuma" im Frühling 2020, den ich „von oben" bekam, hat sich mehr als richtig erwiesen... Kurkuma hat nicht nur eine entzündungshemmende Wirkung, es ist in höheren Dosen blutverdünnend. Viele Covid-19-Patienten sind an Embolien verstorben oder an den entzündlichen Prozessen der Lunge. Kurkuma ist nachweislich ein wirksames Mittel gegen entzündliche Lungenerkrankungen!

Ich persönlich wünsche uns allen eine gute Zeit, die wir für DAS nutzen, was uns GUT TUT! Denn das stärkt unseren Körper, stärkt unser Immunsystem, an dem alles hängt...

Leben wir nicht in Angst, vertrauen wir auf einen guten Ausgang in eigener Sache und allgemein. Dennoch sollten wir darauf achten, bewusst mit allem, was geschieht, umzugehen...

Nehmen Sie wahr, bleiben Sie „cool" und TUN SIE ETWAS FÜR SICH! Wenn jeder bei sich selbst anfängt, dann haben wir alle eine Chance!

**„Die Erfahrung lehrt uns,
dass Liebe nicht darin besteht,
dass man einander ansieht,
sondern dass man gemeinsam
in gleicher Richtung blickt."**

Antoine de Saint-Exupery

„Nicht der Arzt heilt die Krankheit,

sondern der Körper heilt die Krankheit."

Hippokrates

VIELE TIPPS FÜR DAS SEELISCHE WOHLBEFINDEN
und gegen den „Winterblues"
im November-Lockdown
und darüber hinaus...

Ab dem 2. November befindet sich (nicht nur) Deutschland im „Lockdown-light". Strengere Maßnahmen mit Kontaktbeschränkungen, Schließungen der Hotels, Pensionen und Gaststätten sowie andere, Verordnungen sorgen in der düsteren November-Zeit, in der es erfahrungsgemäß die meisten Selbstmorde gibt, nicht wirklich für heitere Stimmung unter den Menschen.

Die Auswirkungen der Maßnahmen sind unterschiedlich, denn jeder ist mehr oder weniger davon betroffen. Macht es dem einen so gut wie gar nichts aus, weil sein Alltag eh daheim stattfindet mit Kindererziehung und Hunde-Spaziergängen, so sorgt sich der nächste vielleicht gerade um sein finanzielles Überleben, weil seine kleine Pension, die er betreibt, geschlossen wurde und er keine Einnahmen zu verzeichnen hat.

Viele Ängste sind geschürt, viele Menschen sitzen teilweise allein zu Hause und wissen

31

nicht, wie sie durch die Zeit kommen sollen – und zwar seelisch gesund! So unterschiedlich der Lockdown und die angeordneten Maßnahmen wahrgenommen und erlebt werden, so unterschiedliche Auswirkungen haben sie körperlich, geistig und seelisch!

Die Tipps, die ich gebe, wende ich natürlich auch selbst an. Und glauben Sie mir: manchmal reicht es nicht, sich zu duschen und die Zähne zu putzen, um „rein" zu sein. Manchmal muss man seine Seele „rein" halten in einer Zeit, die so viele Informationen und Fragen aufwirft, dass einem schwindlig werden kann. Den eigenen Halt bewahren und für sich liebevoll sorgen – dafür sind meine Vorschläge gedacht.

Aus Erfahrung weiß ich: es gibt IMMER Möglichkeiten, etwas FÜR SICH SELBST ZU TUN. Nur reden und jammern – das bringt einen niemals weiter. HANDLUNGEN sind gefragt. Also handeln Sie – trotz der aktuellen, schwierigen Gesamtsituation, damit es IHNEN besser und möglichst auch RICHTIG GUT geht. Tipps zum Daheim-Umsetzen und zum Integrieren in den Alltag finden Sie in den nächsten Kapiteln.

Effektiv das eigene WOHLBEFINDEN steigern - das ist die Basis, auf der man den Rest schaffen kann: das eigene Leben auf allen Ebenen zu meistern.

Erinnern Sie sich?

Bereits *Voltaire* - französischer Philosoph und Schriftsteller - sagte einst den weisen Satz:

> *„Da es sehr förderlich*
> *für die Gesundheit ist,*
> *habe ich beschlossen, glücklich zu sein.".*

Tun wir es ihm gleich...!

Im ¾ Takt...

Wer kennt ihn nicht, den schönen **WIENER WALZER**? Im ¾ Takt lässt man sich über den Boden förmlich tragen vom Tanzpartner - schwebend, Raum und Zeit vergessend...

Tanzen Sie allein oder mit Ihrem Partner / Ihrer Partnerin im Garten und im Hof! Ein-Zimmer-Wohnung? Tanzen nicht möglich? Tanzen ist nicht nicht unbedingt notwendig, um den SCHWUNG und die FREUDE aus dieser Musik in sich aufzunehmen. **Lauschen wir den Klängen** und **absorbieren wir diese Fröhlichkeit**, saugen wir sie auf und holen sie in unsere Seele!

Sie lieben keinen Walzer? Dann versuchen Sie es mal mit anderen, beschwingt-heiteren Musikstücken! Wie wäre es mit dem fast vergessenen **TWIST**? Bloß kein Moll, lieber DUR und fröhliche Musik! **Der November-Düsternis und der Ein-samkeit begegnen mit beschwingter, heiterer Musik**! Ich habe es selbst ausprobiert - wenngleich anfangs oft widerwillig... Es lohnt sich und: ES WIRKT!

Zitate übers Tanzen... :

"Man kann überall tanzen,

und das ist das Schöne daran."

Hervé Koubi

Tänzer & Choreograph

✦✦✦

„Dieses Fest des Körpers, vor unseren Seelen,

schenkt Licht und Freude.."

Paul Valéry

(ranzösischer Lyriker und Philosoph

Was für eine STIMME!

Singen Sie gern? Ich hoffe, Sie sagen jetzt JA! Dann habe ich diesen Tipp für Sie: **setzen Sie Ihre Stimme ein** und singen Sie Lieder, die Sie mögen... Gern dürfen es lustige Lieder sein oder beschwingte. Bitte möglichst keine Lieder auswählen, die von Liebeskummer künden! Wählen Sie Ihre Lieder bewusst aus: **positiver Text und eine beschwingte oder als schön empfundene Melodie.**

Sie wollen mit anderen Menschen singen? Wie wäre es mit „**CIRCLE SONGS**"? Singen als musikalische Begegnung...

Mit mehreren Menschen (Familie) macht das Singen dieser Songs viel Spaß und hebt die Stimmung! Übrigens: selbst Psychologen singen gegen den eigenen Berufsstress an. SINGEN ist für die körperliche und seelische Gesundheit förderlich: es hilft gegen Dis-Stress, Depressionen und Angst, bringt Freude und Glück in unser Leben! In den Naturvölkern wird oft gesungen bei der Ausübung von gemeinsamen Arbeiten. Nicht nur Radio hören! **Selbst singen macht glücklich!**

Zitate übers Singen... :

Tausend Künste kennt der Teufel,
aber singen kann er nicht;
denn Gesang ist ein Bewegen
unsrer Seele nach dem Licht.

Max Bewer

deutscher Schriftsteller und Dichter

✦✦✦

„Das älteste, echteste und schönste Organ der
Musik, das Organ, dem unsere Musik allein ihr
Dasein verdankt, ist die menschliche Stimme."

Richard Wagner

deutscher Komponist, Dichter und Schriftsteller

„Fröhlich sein, Gutes tun,

und die Spatzen pfeifen lassen."

Johannes Don Bosco - italienischer, katholischer

Priester und Ordensgründer

Pfiffig...

Nicht jeder kann singen. Doch wie kann man dann trotzdem seine Stimmung verbessern? Können Sie pfeifen? Na, hoffentlich klappt das, wenn singen keine Option wäre...

„Pfiffig pfeifend pfiff ich frohe Lieder, und siehe da, meine Fröhlichkeit kam wieder...".
Flotte Melodien über die gespitzten Lippen in die Welt hinausposaunen - das macht gute Laune, auch, wenn man sie zuerst nicht hat. Man muss sich überwinden, etwas zu TUN!
Der Wanderbursche, der früher über Land zog, hatte meistens eine lustige Melodie auf den Lippen - singend oder pfeifend. Auch heute noch hört man gutgelaunte Menschen - vor allem Männer - pfeifen, wenn sie auf Baustellen oder in ihrem Garten Arbeit verrichten. Nehmen wir uns ein Beispiel und probieren wir mal aus, was das Liedchen auf den gespitzten Lippen mit uns macht... Schlechtere Laune werden wir danach sicherlich kaum haben - höchstens dann, wenn wir das Pfeifen nicht so wirklich hinbekommen... Aber das kann man ja üben!

Lichte Momente

Dem Tageslicht eine ausreichend lange Zeit ausgesetzt zu sein - das brauchen wir alle! Im November sind wir oft zu wenig draußen bei dem üblichen „Schmuddel-wetter", und das wirkt sich nicht nur negativ auf die Seele aus, sondern auch auf unser Immunsystem. **LICHT TANKEN gilt als anerkanntes Mittel gegen saison-abhängige Depressionen.** Generell gilt: wer nicht genügend „Licht" im Freien abbekommt, für den gibt es heutzutage eine „moderne Alternative": **TAGESLICHT-LAMPEN MIT VOLLSPEKTRUMLICHT!** Voll-spektrum-Glühbirnen eignen sich für den Einsatz im ganzen Haus; sogenannte "Lichtduschen" eher für den (thera-peutischen) Einsatz im näheren Umfeld, z.B. auf dem Schreibtisch. Die **Lichtintensität bei Lichtduschen sollte 10.000 Lux** betragen; das Lichtspektrum sollte kein Infrarotlicht und keine Ultravioletten Strahlen enthalten. ½ bis 1 h Anwendungszeit am Tag kann helfen, wenn man anfällig für „herbstliche Seelentieflagen" ist... Ich empfehle: raus an die frische Luft, und wenn`s nicht ausreicht: dann „lichtduschen" im eigenen Heim!

Farben

Warme, helle Farben machen, dass man die dunkle Jahreszeit als nicht soooo düster empfindet. Hat man dagegen um sich herum und selbst in der Kleidung dunkle Farben, legt sich das auch auf die Seele.

Schaffen Sie **Farbkleckse**! Pflanzen, die farbig blühen, Kissen mit hellen Bezügen, hellen Überwurf über die eigentlich dunkle Couch... Seien Sie kreativ und betrachten Sie Ihre **Einrichtung** sowie Ihre **Kleidung** mal von diesem Standpunkt aus!

Farblichtlampen bieten ebenfalls eine **stimmungsaufhellende Wirkung**, wenn man vor allem die grünen, gelben und orangenen Töne nutzt. Farblichtlampen gibt es mittlerweile in jedem Baumarkt zu kaufen...
Genießen Sie die **stimmungsvolle Beleuchtung**! Bei einigen Farblichtlampen kann man das Farbspiel auch so einstellen, dass die Farben in einem bestimmten Rhythmus wechseln. So haben Sie eine wundervolle Atmosphäre, die farblich ein Leuchtklecks sein wird in den dunklen Tagen des Winters...

Kerzenlicht

Eine Kerze entzünden – als **Licht der Hoffnung**: das hat Tradition. Doch Kerzenlicht erinnert uns auch an das Archaische in uns, an die Zeit am Lagerfeuer, als die Flamme vor unserer Nase flackerte und uns Wärme und damit Schutz und Überleben schenkte.

Entzünden wir eine Kerze – jeden Abend neu. Gedenken wir der Menschen, die möglicherweise einsam sind, die keine Gesellschaft haben, keine Berührungen. **Senden wir** ihnen und unseren Lieben **Licht und Helligkeit**!
Eine Kerze trägt die Hoffnung in die Welt. Ihr kleines Licht hat große Kraft. Wenn Sie Ihren Finger über diese kleine Flamme halten (nicht zum Ausprobieren empfohlen!), dann werden Sie schnell merken: ganz gleich, wie klein die Flamme auch brennen mag: sie ist heiß. Ihre Kraft **schenkt Wärme – ins Herz** und in den Raum. Senden wir diese Wärme weiter – in unseren Gedanken. Das erhellt nicht nur unsere eigene Seele, weil wir etwas Lichtvolles für andere tun, es **erhellt die Welt**...

Lagerfeuer

Nun gehen wir von der kleinen Flamme hin zur größeren: das Feuer, an dem unsere Vorfahren einst saßen, sich Geschichten erzählten und ihre Speisen zu sich nahmen - das ist auch für uns noch immer ein Kraftspender. **Lagerfeuer haben eine Urkraft**, die besonders Kinder in ihren Bann zieht.

Legen Sie die Füße hoch, schauen Sie in die züngelnden (kontrollierten) Flammen und **hängen Sie entspannt Ihren Gedanken nach**... Loslassen kann man so super: die Wärme, die Helligkeit sind ein Geschenk.

Bitte bedenken Sie: je nachdem, wo und wie Sie wohnen, muss das Feuer bei der Gemeinde angemeldet werden! Sicherheit geht vor!

Ihre Familie kann singen, vom Tag erzählen, **Würstchen oder Stockbrot braten**... Das kann man nur im Sommer? Nein! An kalten Abenden, wenn der **Sternenhimmel** klar leuchtet und der eigene Atem zu sehen ist, sitzt es sich **ganz wunderbar am Lagerfeuer**! Nur: warm halten ist das Gebot der Stunde, damit... Sie nicht krank werden. ;-)

„Untätigkeit schwächt,

Übung stärkt,

Überlastung schadet."

Pfarrer Sebastian Kneipp

Bewegung

Sich bewegen - körperlich wie geistig: das sollte Hand in Hand gehen. Überlastet man sich einseitig mit überwiegend geistigen Informationen, dann „dreht man irgendwann durch", „sieht den Wald vor lauter Bäumen nicht" und fühlt sich bald in jeder Hinsicht überfordert. Auf der körperlichen Ebene MUSS es einen Ausgleich geben! Machen Sie **Qigong, Yoga, gehen Sie spazieren oder wandern**. Hinaus **an die frische Luft** sollte man immer - egal, was für ein Wetter ist. Sich den kühlen Herbstwind so richtig um die Ohren blasen lassen und mit Gummistiefeln durch raschelndes Laub schlurfen - dieser Spaß muss nicht nur Kindern vorbehalten sein... Entdecken Sie die Freuden der herbstlichen Jahreszeit für sich neu! Bewegung ist - und wenn es nur ein paar Gymnastikübungen vor dem geöffneten Fenster sind - von immenser Bedeutung für unser inneres Gleichgewicht; sie hilft uns, Anspannung abzubauen. Nicht umsonst ist Sport in der Schule ein Ausgleich für die sonst eher geistig geforderten Schüler. Wer rastet, der rostet - in jeder Hinsicht! **Bewegen Sie sich nach Ihren Möglichkeiten...**

Vollbäder

Nach dem Aufenthalt an der frischen Luft, nach dem Lagerfeuer nichts wie hinein ins Warme und... vielleicht in die Wanne! Ein **Wannenbad mit Salz** oder basischen Badezusätzen tut nicht nur der Seele gut, es entschlackt und reinigt energetisch auch den Körper. Ein entspannendes Ambiente..., und man lässt es sich einfach nur gut gehen! Sanfte, **leise Hintergrundmusik**, mit dem Partner oder allein ein Erlebnis! Sie haben keine Wanne? Kein Problem! Etwas weniger aufwendig, aber ebenso effektiv können **Fußbäder** mit denselben Zusätzen sein. Ebenso genussvoll kann man sich dem Gefühl der Wärme hingeben, und man sollte die Wirkung eines solchen Voll- oder Fußbades nicht unterschätzen: im ayurvedischen Wissen gilt die Anwendung von Wärme und Feuchtigkeit (warmes Wasser oder warmes Öl) als senkende Komponente von zuviel Luftenergie (VATA). Diese Energie ist immer erhöht in Zeiten der Unsicherheit, des Umbruchs und wenn man Ängste hat. Diese Luftenergie zu senken hilft, sich zu erden und besser mit den Gegebenheiten umgehen zu können!

Massagen

Sich gegenseitig massieren – das ist in einer Partnerschaft sicherlich möglich (wenn man sich denn weiterhin gut versteht innerhalb des Lockdowns). Ist man allein, muss man aber auf diese Form der körperlichen Zuwendung zur Steigerung des eigenen Wohlbefindens nicht verzichten. **SELBSTMASSAGE: von Kopf nach Fuß mit warmem Sesamöl** stellt nicht nur die Möglichkeit dar, seine Haut zu pflegen, sondern leitet nach ayurvedischer, ganzheitlicher Auffassung ein Zuviel an „Luftenergie" (VATA) in die Erde ab. Ziel dieser Selbstmassage ist, dass man nicht so viel grübelt über die aktuelle Situation, Ängste abbaut oder zumindest verringert und sich besser geerdet fühlt (mit beiden Beinen auf der Erde stehen!).

Erwärmen Sie natives Sesamöl, reiben Sie es sanft und die Haut förmlich streichelnd in Ihre Poren, die voller Freude in der kalten Jahreszeit jede Form von Feuchtigkeit aufnehmen werden – am besten als Bio-Öl. Genießen Sie, sich selbst Gutes zu tun! Das erwärmt nicht nur Ihre Seele, **es beruhigt in unruhigen Zeiten effektiv**!

„Ein Mann, der liebt,

vergisst sich selbst.

Eine Frau, die liebt,

vergisst die andern Frauen."

Daphne du Maurier - englische Schriftstellerin

Intimität

Ich habe keine Ahnung, ob „Corona" und die angeordneten Maßnahmen die sexuelle Aktivität bei Paaren einschränken, aber ich persönlich denke: wer Tisch und Handtuch teilt, der kann auch intim miteinander sein. **Körperliche Zärtlichkeiten auszutauschen** – das ist eine wichtige Komponente, um in jeder Hinsicht gesund zu bleiben. Sexuelle Begegnungen in der Partnerschaft sind ein sehr schönes „Motivationselement", um „draußen" in der Welt seinen Mann zu stehen... Sich verwöhnen lassen und verwöhnen – das ist **Wohlbefinden pur**!

Sie sind allein und bekommen Sehnsucht nach Zweisamkeit, wenn Sie das hier lesen? Vielleicht ist diese Zweisamkeit gerade nicht möglich, aber sich selbst zu verwöhnen – ich denke, das ist längst praktikabel in vielen Single-Betten und sicherlich nicht als unwichtiger oder unanständiger Gedanke abzuschmettern. **Sich selbst verwöhnen** – das kann man mit einem ausgiebigen Spaziergang in der Natur, mit einer Selbst-Massage, mit einem Vollbad, mit einem „Date mit sich selbst". Not macht erfinderisch, und ich wünsche Ihnen alle Fantasie, die Ihnen **GUT TUT**! ;-)

Bürstenmassage

Die **Durchblutung** im Körper zu **fördern** - das hilft, Schlackstoffe und Gifte schneller abzutransportieren. Das wiederum wirkt sich unmittelbar auf den seelischen Zustand aus; körperlich kann es sogar Schmerzen reduzieren. Bürstenmassagen kennt man von **Pfarrer Kneipp**, der ihre Anwendung zur Linderung chronischer Krankheiten empfahl. Die **Stärkung der körpereigenen Abwehrkräfte** geschieht durch eine ausgiebige Bürstenmassage sozusagen „nebenbei".

Eine **Bürste mit Naturborsten** ist jeder anderen vorzuziehen. Man kann sich trocken bürsten oder in der Wanne. Ich bevorzuge die trockene Variante. Am Besten bürstet man sich **morgens**, denn es belebt ungemein!

MAN BEGINNT HERZFERN und arbeitet sich in folgender Reihenfolge und immer **in Richtung Herz** in kleinen, kreisenden Bewegungen vor:

...vom rechten Fuß über die Außenseite des rechten Beines bis zum Po, danach links genauso.

...jetzt folgt die Innenseite des rechten Beines, danach links genauso.

...von der rechten Hand über die Außenseite des rechten Armes Richtung Schulter; danach links genauso.

...von der rechten Hand auf der Innenseite des rechten Armes Richtung Schulter; danach links genauso.

...um die (weiblichen) Brüste kreist man in einer Art liegende Acht.

...der Bauch wird in Uhrzeiger-Richtung massiert, rechts unten beginnend.

Dauer dieser Bürstenmassage: insgesamt **ca. 5. Minuten**. Hand- und Fußflächen kann man ergänzend massieren. Eine leichte Rötung der Haut ist normal. **Sanft bürsten** lautet die Devise, vor allem an Brust und Bauch! Jede Menge Hautschuppen lösen sich bei dieser Prozedur... Danach zu duschen und mit einem wertvollen Pflegeöl die beanspruchte Haut zu verwöhnen – das sollte selbstverständlich sein. Die Bürste auswaschen und an einem nicht sonnigen Platz trocknen lassen.

Übrigens: Bürsten ist ein wirksames Mittel gegen Cellulite und es strafft die Haut!

> „Gesund bleiben und lang leben will jedermann, aber die wenigsten tun etwas dafür."
>
> Pfarrer Sebastian Kneipp

Makko-Ho

Energieleitbahnen durchziehen unseren Körper, und bei der Akupunktur nimmt man Einfluss auf deren Energiefluss. Doch auch daheim kann man mit bestimmten Dehnübungen die **Energien in den sogenannten Meridianen positiv beeinflussen**: durch MAKKO-HO. Diese speziellen **Dehnübungen** helfen, dass die **Energie** in den einzelnen Organsystemen **besser zirkulieren** kann, und damit kann man Krankheiten vorbeugen.

Makko-Ho bedeutet nichts anderes, als das „Nach-vorn-Schauen im Leben zu praktizieren". Das allerdings fällt einem nicht immer leicht. Makko-Ho schafft Abhilfe, denn die Übungen können sich nicht nur auf der körperlichen Ebene zu unserem Besten auswirken, sondern auch auf der seelisch-geistigen.

Suchen Sie im Internet nach dem Begriff „Makko-Ho". Es gibt zahlreiche Videos, die zeigen, wie man diese Übungen praktiziert. Lassen Sie sich nicht erschrecken von der extremen Beweglichkeit der meisten „Vorturner"; es reicht, wenn Sie die jeweilige Übung nach Ihren Möglichkeiten (und wenn auch nur ansatzweise und angedeutet im Bewegungsablauf) durchführen. Die Beweglichkeit stellt sich von selbst nach und nach ein... **Regelmäßigkeit** in der Durchführung ist allerdings hierfür ein ganz wesentliches Kriterium, und man sollte beachten, dass man sich nicht übernimmt, wenn man ungeübt ist. Sich Zeit lassen, sich Zeit geben - das sind Eigenschaften, die von Selbstliebe künden. Liebevoll mit sich umgehen, nichts forcieren, nichts erzwingen. Dann sind die Makko-Ho-Übungen eine ausgezeichnete Möglichkeit, um ganzheitlich auf allen Ebenen (geistig, seelisch und körperlich) eine Harmonisierung herbeizuführen.

Sich selbst bewegen, sich selbst mehr Beweglichkeit schenken - das wirkt sich in allen Bereichen unserer Existenz aus...

„Nur die Ruhe in der Bewegung

hält die Welt und macht den Mann."

Gottfried Keller - Schweizer Dichter und Romanautor

Freundschaften pflegen

Sind Ihre Freundschaften etwas ein-
geschlafen, weil... jeder vielleicht viel zu
tun hatte? Falls es jetzt anders ist und man
mehr Zeit hat, vielleicht könnte man DEN
Freundschaften, die einem wichtig sind,
wieder Leben einhauchen? Viele sind
derzeit auf Kurzarbeit oder schlimmer
noch: arbeitslos geworden. Zeit mit einem
Freund zu verbringen ist ja derzeit nicht
„verboten", und zur Not könnte man auch
telefonieren, skypen oder - mal ganz
altmodisch - eine Postkarte vom eigenen
Wohnort an die einst gute Freundin / den
einst guten Freund versenden...

Kleine Aufmerksamkeiten: fragen, wie es
dem Gegenüber geht, ernsthaft Interesse
zeigen - das macht sicherlich nicht nur
einen guten Eindruck, es hilft, sich wieder
näher zu kommen.

Freunde sind wichtig. Hat man jetzt mehr
Zeit, um „über alte und neue Zeiten" zu
plaudern, ohne sich allzu sehr in das
aktuelle Thema zu verbeißen, dann hat
man eine Chance auf ein nettes Gespräch.
Und wer weiß... Vielleicht hat man bald
wieder ganz **tolle Verbündete** in dieser
schweren Zeit.

„Glück ist, Freunde zu haben."

Aus Schottland

"Ein freundliches Wort kostet nichts,

und dennoch ist es das Schönste aller Geschenke."

Daphne du Maurier - englische Schriftstellerin

Helfen

Sie fühlen sich einsam, sind immer allein? Nichts macht mehr Sinn? Sie haben viel verloren? Sie wissen nicht, wie es weiter geht?

Hilfe in Anspruch nehmen ist wichtig. Aber: wenn man **ANDEREN HILFE ANBIETET**, wird der Fokus weg gelenkt von den eigenen Angelegenheiten, die man gern als ABSOLUT wahrnimmt. Vielleicht geht es jemand anderem noch schlechter? Vielleicht wäre man überrascht, dass man sich gleich besser fühlt, wenn man für andere eine helfende Hand oder ein offenes Ohr hat?

Ich las vor einigen Tagen in einem Online-Anzeigen-Portal: „**Biete Hilfe ohne Gegenleistung. Einfach melden!**". Grandios! Da will jemand seine Kraft und Lebenszeit für andere Mitmenschen einsetzen - ohne Entgelt. Das hat „Corona" also auch hervorgebracht: mehr **Bereitschaft zur Nachbarschaftshilfe**... Vielleicht auch ein Grund, sich dafür heute Abend zu bedanken? Ich bin immer dankbar für Hilfe. Das sind Sie sicher auch. Und anderen helfen, macht glücklich... Probieren Sie es aus!

DANKEN

Dankbarkeit macht zufrieden. Wer dankbar für etwas ist, kann sich zumindest nicht im gleichen Moment über etwas aufregen. Stimmt's? Zwei gegensätzliche Emotionen sind zeitgleich nicht erlebbar!

Ich kenne einen sehr alten Herrn, der schon weit über 90 ist. Ganz gleich, welche Einschränkungen er zu überwinden hat, ganz gleich, welche Verluste ihn in seinem Leben trafen: er ist immer dankbar für das, was er erleben durfte und was er jetzt hat und machen kann.
Es gibt viele Möglichkeiten, seine Dankbarkeit zu zeigen... Anderen „DANKE" sagen, dankend LÄCHELN, ein Dankeschön (ein kleines Geschenk) überreichen. Das ist die Dankbarkeit, die sich auf ein Gegenüber bezieht.

Wie wäre es, ein „Dankbarkeits-Tagebuch" zu führen? Ich praktiziere das schon seit vielen Jahren, und begonnen habe ich zu einer Zeit, da ich für nichts, wirklich nichts mehr dankbar war, weil mir alles, was mir wichtig war, genommen wurde vom Leben. Ich war verzweifelt, traurig, am Ende. Dann hörte ich von einem Ritual, das mir schlüssig erschien in sich: sich am Ende des Tages bedanken für all das Gute und den Reichtum auf allen Ebenen mit den Worten „Ich bedanke mich für..., weil...". Das sollte glücklich machen und zufrieden. Ich konnte es mir kaum vorstellen, dass mir das je wieder möglich sei: glücklich und zufrieden zu sein. Und doch reizte mich diese Idee sehr, und ich nahm ein Heft und einen Stift zur Hand, um zu schreiben. Doch oh Schreck: mir fiel nichts ein. Nichts? Gab es nicht EINE Sache an diesem Tag, die dankenswert gewesen wäre? Vielleicht hätte ich alles Mögliche niederschreiben können, aber die Formulierung, die eine Begründung der Dankbarkeit forderte, machte, dass ich überlegen musste - und zwar gründlich. Wofür war ich dankbar?

Ihnen wird schnell auffallen - wenn Sie sich darauf einlassen sollten -, dass die eigene Dankbarkeit immer mit den eigenen Werten konform geht! So entdeckt man sich selbst also auch gleich nochmal ganz neu...

Es hat eine Weile gedauert, bis ich Sätze notieren konnte, die meine Dankbarkeit ausdrückten - meine ehrliche, gefühlte

Dankbarkeit, die tief aus meinem Herzen kam. Jeden Abend saß ich vorm Zubettgehen vor meinem Heftchen und überlegte, wofür ich an diesem Tag dankbar sein durfte und WIESO!

„Ich bedanke mich für den herrlichen Sonnenschein an diesem Tag, weil die Wärme meiner Haut und meiner Seele gut getan hat...".

„Ich bedanke mich für den Mann an meiner Seite, weil er mich immer zum Lachen bringt und mir ermöglicht, ganz ich selbst zu sein und meine besonderen Talente zu leben...".

„Ich bedanke mich für den ausgiebigen Spaziergang im Wald, weil ich den Gesang der Vögel und den friedlichen Anblick des äsenden Dammwilds sehr genossen habe...".

Wofür mögen SIE sich bedanken?

Ich kann sagen, dass die Ausrichtung auf DANKBARKEIT mein Leben komplett verändert hat. Sind die Umstände nicht so, wie ich sie gerne hätte, kann ich hadern oder etwas unternehmen. In jedem Fall zeigt mir der Leitfaden meiner Dankbarkeit, was ich gerade alles schon habe, das mir wichtig ist. Sich dies immer wieder klarzumachen, indem man diszipliniert, weil gern sein Dankbarkeits-Tagebuch schreibt, beglückt auf eine tiefe, wundervolle Weise.

In den turbulenten Zeiten rund um Corona sind meine wirklich wahren Werte immer noch dieselben wie „vor Corona". Dies signalisiert: ich bin mir treu - auch in „unruhigen Zeiten". Und daran kann man sich festhalten, wenn der Wirbelsturm des Lebens und der aktuellen Umstände über einen hinwegfegt.

Danken Sie von ganzem Herzen für alles, was Ihnen wichtig ist, und bedanken Sie sich ebenso engagiert für das, was kommen soll. Wer weiß... Vielleicht hilft es? Einen Versuch wäre es doch wert!

„Freude ist die einfachste Form der Dankbarkeit."

Karl Barth - Schweizer evangelisch-reformierter Theologe

Nachwort

Ich bin überzeugt davon, dass die „GEISTIGE WELT" uns viele Anhaltspunkte geschenkt hat, wie wir der aktuellen Situation bewusster begegnen können – immer darauf bedacht, dass es uns und den anderen um uns herum möglichst gut geht.

Mehr Wohlbefinden schenkt nicht nur mehr Kraft, es hält uns wohlig geborgen in stürmischen Zeiten. Wer (noch) nicht gelernt hat, auf sich zu achten, sollte jetzt damit anfangen. Jeder hält auf die ihm eigene Weise die Verantwortung dafür in der Hand...

**VIEL GESUNDHEIT FÜR DIE WELT
UND IHRE BEWOHNER !**

„Liebe ist nicht das,

was man erwartet zu bekommen,

sondern das, was man bereit ist zu geben."

Katharine Hepburn